Der Ernährungsdetektiv

Anleitung zum Erkennen von Lebensmittelunverträglichkeiten und Allergien plus Ernährungs-Symptom-Tagebuch

Professor Dr. Martin Storr

Der Ernährungsdetektiv

Anleitung zum Erkennen von
Lebensmittelunverträglichkeiten und
Allergien plus Ernährungs-Symptom-Tagebuch

Zum Aufzeichnen und Zuordnen von Beschwerden bei
Lebensmittelallergien, Unverträglichkeiten,
Nahrungsmittelintoleranzen bei Reizmagen, Colitis, Reizdarm,
Morbus Crohn und Leaky Gut

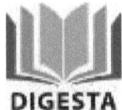

DIGESTA

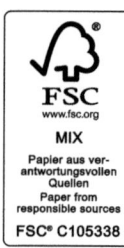

FSC
www.fsc.org
MIX
Papier aus ver-
antwortungsvollen
Quellen
Paper from
responsible sources
FSC® C105338

Bibliografische Information der Deutschen Nationalbibliothek:
Die Deutsche Nationalbibliothek verzeichnet diese Publikation in der Deutschen Nationalbibliographie; detaillierte bibliographische Daten sind im Internet über http://dnb.dnb.de abrufbar.

2. Auflage 2021
© 2021 M. Storr, Digesta Verlag, München, info@digestaverlag.de
Covergestaltung: © 2021 Digesta Verlag, München
Cartoon Cover (U1): © M. Tomicek, www.mt-illustration.de
Abbildungen Umschlag: © medicalimage.de (Porträt)
Abbildungen Innenteil ©: S12: iStock.com/nortonrsx; S32: iStock.com/gpoint-studio; S41:
Fotolia.com/valerie121283 (collection of fresh fruits and vegetables); Abb. 1 und 2: M. Storr; S42: C. Storr
Logo: © P. Sick, München; Redaktion und Lektorat: C.A.E. Storr

Herstellung und Verlag: BoD - Books on Demand, Norderstedt
Printed in Germany
Dieses Buch wurde im On-Demand-Verfahren hergestellt
ISBN: 978-3-753-441887

Die Gedanken und Anregungen in diesem Buch stellen die Meinung bzw. die Erfahrung des Verfassers dar. Die Erkenntnisse der Medizin unterliegen laufendem Wandel durch Forschung und klinische Erfahrungen. Der Verfasser hat große Sorgfalt darauf verwendet, dass die erstellten Informationen und (therapeutischen) Angaben dem aktuellen Wissensstand entsprechen und ausgewogen sind. Das entbindet den Benutzer dieses Buches aber nicht von der Verpflichtung zu überprüfen, ob die hier genannten Angaben, Indikationen und Dosierungen sachlich richtig sind, insbesondere nicht davon, bei allen medizinischen Problemen einen Arzt zu konsultieren und bei allen Einnahmen und Anwendungen bezüglich der Risiken und Nebenwirkungen einen Arzt oder Apotheker zu fragen sowie die Packungsbeilage zu lesen. Wie allgemein üblich sind Warenzeichen und Handelsnamen, soweit verwendet, nicht durchgängig gekennzeichnet. Weder Autor noch Verlag können für eventuelle Nachteile oder Schäden, die aus den im Buch gegebenen praktischen Hinweisen resultieren, eine Haftung übernehmen. Alle Rechte, insbesondere das Recht zur Vervielfältigung und Verbreitung sowie der Übersetzung, sind vorbehalten. Kein Teil des Werkes darf in irgendeiner Form (durch Fotokopie, Mikrofilm oder ein anderes Verfahren), ohne schriftliche Genehmigung des Verlages, reproduziert werden.

Der Ernährungsdetektiv

CHECKLISTE – DAS IST ZU TUN

VERSTEHEN

Reaktionen auf Lebensmittel verstehen
- Einteilung der Reaktionen auf Lebensmittel lesen
- Hintergründe zu den Indikator-Lebensmitteln lesen

AKTIV WERDEN

Individuelle Beschwerdeverursacher erfassen
Schwer erkennbare Beschwerdeverursacher erfassen
- Ernährungs-Symptom-Tagebuch
- Positiv und negativ-Listen führen

Medizinische Intoleranzen, Unverträglichkeiten und Allergien erfassen
- Ernährungs-Symptom-Tagebuch in Kombination mit Belastungstabellen
- Bestätigung beim Arzt, wenn erforderlich

Beschwerden reduzieren
- Individuelle Trigger-Lebensmittel meiden (Tagebuch)
- Lebensmittelgruppen meiden, wenn medizinische Intoleranz/Unverträglichkeit oder Allergie wahrscheinlich ist. Bei langfristiger Elimination medizinische Bestätigung der Intoleranz mit Ihrem Arzt besprechen
- In den ergänzenden Ernährungstabellen stöbern ob für Sie hilfreiches mit dabei ist (Blähbauchtabellen / Reizdarmtabellen / stuhlfestigende Lebensmittel)

Indikator-Lebensmittel, die auf Allergien hinweisen 32

Tabellen zur Beschwerdereduktion 38

Bristol-Stuhlformen Skala (BSS) 42

Tagebuch 43

Ich vertrage gut 82

Ich vertrage nicht gut… 85

Ich vertrage manchmal gut 88

Einführung / Anwendungshinweise

Viele Darmbeschwerden wie Bauchschmerzen, Krämpfe, Durchfall und Verstopfung, aber auch viele nicht-intestinale Beschwerden wie Kopfschmerzen, Leistungsschwäche, Müdigkeit, tränende Augen, Hautprobleme und andere Symptome lassen sich auf die Ernährung oder einzelne Lebensmittel zurückführen.

Diese Beschwerden können durch verschiedene Krankheiten verstärkt werden, können aber auch ohne nachweisbare Krankheit auftreten.

Es ist oft sehr schwierig, die Lebensmittel zu identifizieren, die diese Symptome verursachen, da wir im Laufe des Tages verschiedene Lebensmittel zu uns nehmen.

Ernährungs- und medizinische Fachgesellschaften raten Menschen mit unklaren Beschwerden, ein professionelles Ernährungs-Symptom-Tagebuch zu führen, in dem Lebensmittel mit Menge und Zubereitungsart, Symptome, Symptomschwere und das Aussehen des Stuhlgangs (Durchfall, weich, normal, hart, keiner) festgehalten werden.

So lässt sich feststellen, ob einzelne Lebensmittel oder einzelne Lebensmittelbestandteile Symptome auslösen oder verstärken.

Ein Zusammenhang ist offensichtlich, wenn ein Lebensmittel nicht einmal oder gelegentlich, sondern wiederholt ähnliche Beschwerden auslöst.

Führen Sie das Tagebuch über einen Zeitraum von 6-8 Wochen, eine Seite für jeden Tag.

Tragen Sie zusätzlich die Lebensmittel, die Sie gut vertragen, die Sie nicht gut vertragen oder die Sie abwechselnd gut und nicht gut vertragen, in die zusätzlichen Listen in der zweiten Hälfte des Tagebuchs ein.

Diese Listen helfen Ihnen dann, Lebensmittel und Mengen zu identifizieren, die gut oder nicht gut vertragen werden.

Achten Sie darauf auch Ihre körperlichen Aktivitäten in Ihrem Tagebuch festzuhalten. Einige Unverträglichkeiten, wie beispielsweise die getreideabhängige, stressinduzierte Anaphylaxie, verursachen nur dann Symptome, wenn der Verzehr eines Getreideprodukts und körperliche Betätigung zusammenkommen. In solchen Fällen kann nur das Ernährungs-Symptom-Tagebuch die regelmäßigen Muster aufzeigen.

Das Tagebuch ist so dimensioniert, dass es Sie immer begleiten kann. Es ist wichtig, dass Sie das Tagebuch immer bei sich haben, damit alle wichtigen Informationen und Mahlzeiten notiert werden können, genau dann, wenn die Symptome auftreten.

Einteilung von Lebensmittelreaktionen

Medizinisch werden Lebensmittelreaktionen in toxische, das heißt durch Giftstoffe verursachte Reaktionen, und nicht-toxische, das heißt andere Reaktionen, unterteilt.

Toxische Reaktionen

Toxische Reaktionen, also Vergiftungsreaktionen, sind akute Ereignisse. Um die geht es im Ernährungs-Symptom-Tagebuch nicht, denn bei Vergiftungsreaktionen ist der Zusammenhang durch die akute Reaktion (Übelkeit, Erbrechen, Durchfall und Kreislaufreaktion) sehr deutlich weil die Reaktion meist ein kurzfristiges akutes Ereignis ist. Zu den toxischen Reaktionen gehören z. B. die klassischen Lebensmittelvergiftungen.

Nicht-toxische Reaktionen

Bei den nicht-toxischen Reaktionen ist der Zusammenhang zwischen Auslöser und Reaktion weniger leicht bzw. nur sehr schwer zu erkennen. Diese nicht-toxischen Reaktionen werden wiederum unterteilt in immunsystemvermittelte (immunologische), also allergische Hypersensitivitätsreaktionen, und nicht-immunsystemvermittelte (nicht-immunologische) Reaktionen, die als Intoleranzen/Unverträglichkeiten bezeichnet werden.

Diese Intoleranzen umfassen eine Vielzahl von Ursachen wie Enzymmängel, Transporterdefekte, pharmakologische Ursachen und pseudoallergische Ursachen. Im weiteren Sinne gehören auch infektiöse Ursachen sowie psychogene und stressbedingte Ursachen dazu. Bei letzteren steht jedoch weniger die eigentliche Nahrungsaufnahme im Vordergrund.

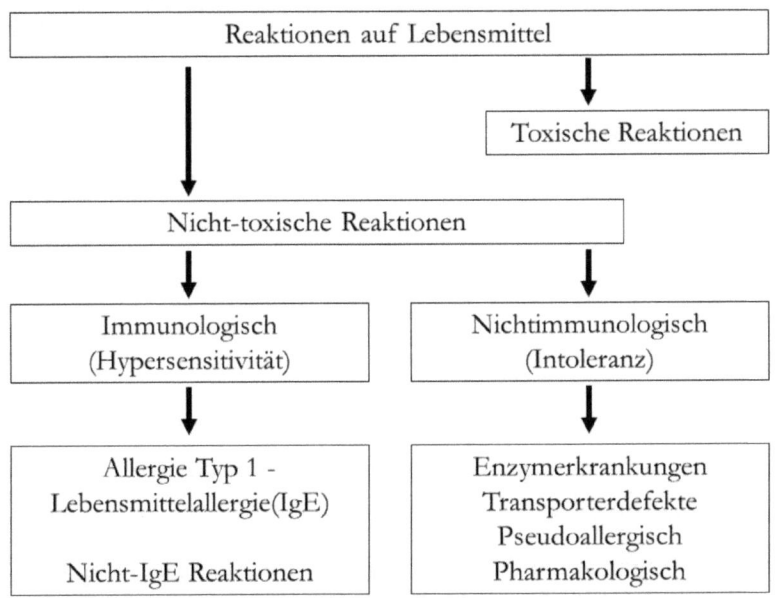

Abbildung 1: Klassifikation der Reaktionen auf Lebensmittel.

Reaktionen, bei denen nicht die Lebensmittel der Auslöser sind

Von den durch Lebensmittel ausgelösten toxischen und nicht-toxischen Reaktionen abzugrenzen sind anderweitige **Magen-Darm-Erkrankungen**, bei denen die Beschwerden nichts mit den Lebensmitteln zu tun haben und bei denen eine individuelle Fehlinterpretation im Darmnervensystem im Vordergrund steht, sowie **Erkrankungen des Essverhaltens**, wie z. B. das vermeidend-restriktive Essverhalten, bei dem der Körper durch verschiedenste Eliminationsversuche und Testdiäten ein falsches Verhalten und falsche Reaktionen auf die Nahrungsaufnahme gelernt hat. Solche Erkrankungen sollten in Betracht gezogen werden, wenn der Betroffene das Gefühl hat, kaum noch etwas zu vertragen und die Ernährung auf weniger als 10 Lebensmittel eingeschränkt wurde. Die Abgrenzung dieser Erkrankungen erfolgt bei einem Arzt.

Symptome bei Reaktionen auf Lebensmittel

Lebensmittelintoleranzen und Unverträglichkeiten äußern sich meistens mit Symptomen an Haut, Schleimhaut und Verdauungsorganen. Etwas seltener sind Symptome an den Atemwegen und dem Herzkreislaufsystem.

Hauptsymptome:

Haut/Schleimhaut: Juckreiz, Flush, Nesselsucht, Urtikaria, Quaddeln, Schwellungen an den Lippen, Hautschwellungen, Hautrötung, Aphthen (kleine Geschwüre an der Mundschleimhaut)

Verdauungsorgane: Übelkeit, Erbrechen, Bauchschmerzen, Koliken, Blähungen, Durchfall

Atemwege: laufende Nase, Fließschnupfen, Nasenschleimhautschwellung, Heiserkeit, Hustenreiz, asthmatische Beschwerden, pfeifende Atmung

Herzkreislauf: Herzrasen, Herzstolpern, Blutdruckabfall, Schwäche

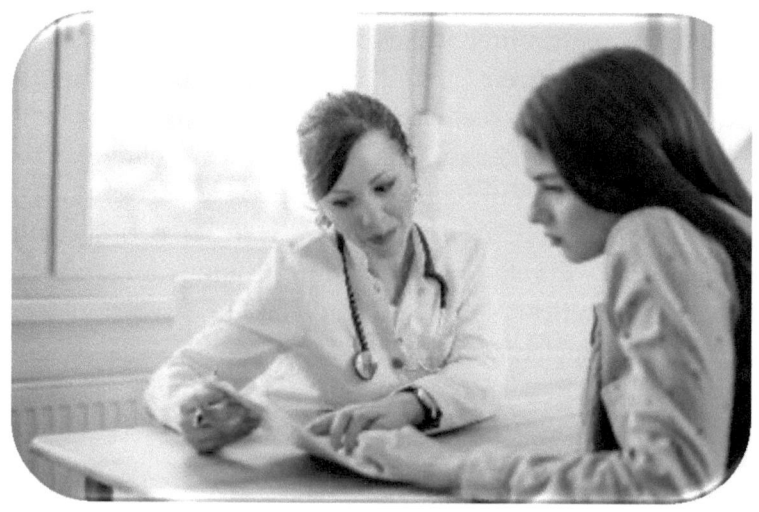

Tabellen mit Indikator-Lebensmitteln

Der Vorteil von Belastungstabellen

Um die eigenen Unverträglichkeiten zu erkennen, reicht in den meisten Fällen ein über 6-8 Wochen geführtes Tagebuch aus.

Manchmal reicht das aber nicht aus. Spätestens dann sind die Belastungstabellen mit Indikator-Lebensmitteln, die auf verschiedenste Erkrankungen hinweisen können, sehr hilfreich. Sie können das Ernährungs-Symptom-Tagebuch viel effektiver nutzen, wenn Sie solche Testlebensmittel für verschiedene Unverträglichkeiten kennen und an einzelnen Tagen in Ihren Speiseplan aufnehmen. Diese Testlebensmittel geben also Hinweise auf verschiedene medizinische Unverträglichkeiten, insbesondere wenn Sie auf mehrere der Testlebensmittel reagieren.

Im hinteren Teil dieses Buches finden Sie deshalb ergänzende Tabellen mit Lebensmitteln, die bei einzelnen Unverträglichkeiten häufig, aber nicht immer, schlecht vertragen werden. Diese Testlebensmittel sollen Ihnen helfen, Unverträglichkeiten gegen bestimmte Leitsubstanzen gezielter zu erkennen. Diese Leitsubstanzen, die hier mit Vorschlägen aufgelistet sind, sind:

Nichtimmunologische Reaktionen

Enzymerkrankungen:

Laktose –Sorbit – Polyole (Zuckerersatzstoffe) - Trehalose - Histamin

Transporterdefekte:

Fruktose

Pharmakologische Reaktionen:

Salizylate - biogene Amine – Koffein - Glutamat

Pseudoallergische Reaktionen:

Pseudoallergene (Mastzellen)

Sonstige nichtimmunologische Reaktionen:

Fruktane/Fruktooligosaccharide - Galaktane/Galaktooligosaccharide - Gluten – Weizen - FODMAP-Sensitivität – Schwarmintelligenz

Immunologische (allergische) Reaktionen

Lebensmittelallergien (schwer, mild/moderat) – Kreuzallergien – Summationsallergien – Sonderfälle

Wenn Sie den Verdacht haben, dass Sie eine Unverträglichkeit gegen diese Leitsubstanzen haben, können Sie dies mit den vorgeschlagenen Lebensmitteln genauer eingrenzen.

Bei Unverträglichkeiten nicht gegen einzelne Lebensmittel, sondern gegen die Leitsubstanzen, ist es hilfreich, die Aufzeichnungen mit einem Arzt oder Ernährungsberater zu besprechen, die die Muster hinter den Lebensmitteln und den Symptomen fachlich besser erkennen können.

Bei den verschiedenen Intoleranzen wird im hinteren Teil des Buches ergänzend beschrieben, wer Ihnen bei der Absicherung der vermuteten Diagnose weiterhelfen kann.

Mein Tagebuch findet keine regelmäßigen Auslöser-Lebensmittel

Bei manchen Menschen lassen sich auch mit einem Ernährungs-Symptom-Tagebuch keine Unverträglichkeiten und keine Lebensmittel finden, die regelmäßig Symptome verursachen. Wenn dies bei Ihnen der Fall ist, dann sind Ihre Symptome wahrscheinlich nicht durch eine Unverträglichkeit verursacht, sondern gehören zum medizinischen Spektrum des Reizdarmsyndroms und des Reizmagens. In diesem Fall ist es hilfreich, sich zu diesen Diagnosen zu informieren und sich bei der

Reizdarm-Diät an den FODMAP-Tabellen und den Darmgas-Lebensmitteltabellen zu orientieren, die Sie ergänzend am Ende des Buches finden.

Jedes Brot ist anders

Bevor Sie nun beginnen, benötigen Sie einige grundlegende Informationen.

1) Ein Lebensmittel besteht aus verschiedenen Bestandteilen, auf die Sie unverträglich reagieren können. Daher können einzelne Lebensmittel bei verschiedenen Unverträglichkeiten weniger gut vertragen werden und in den Belastungstabellen für verschiedene Unverträglichkeiten auftauchen. Ein Hinweis auf die entsprechende Unverträglichkeit ist, dass Sie mehrere Lebensmittel aus den Tabellen nicht gut vertragen und nicht nur eines.

2) Auch die Zubereitungsart, die Zubereitungszeit, der Frischegrad und die Lagerbedingungen haben einen Einfluss auf die Verträglichkeit. Diese Zubereitungs- und Lagerungsfaktoren sind besonders wichtig für die Erfassung individueller Unverträglichkeiten. Ein Beispiel hierfür sind Obst und Gemüse, die für viele Menschen im rohen Zustand nicht so gut verträglich sind, nach dem Erhitzen aber wesentlich besser vertragen werden. Ein anderes Beispiel ist Brot. Ofenfrisches Brot, Brot am ersten Tag nach dem Backen, helles Brot oder Brot auf Hefeteigbasis werden von vielen als beschwerdeauslösend beschrieben, während Brot, das einige Tage alt ist oder dunkles Brot, das im Sauerteigverfahren hergestellt wurde, besser vertragen wird.

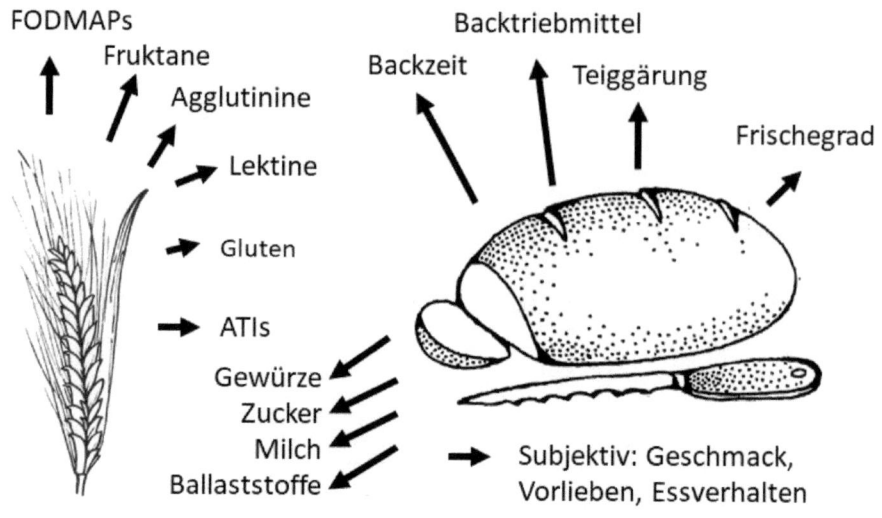

Abbildung 2: Was bei Weizen und Brot zu Beschwerden führen kann.

Yahoo, nun weiß ich auf welche Lebensmittel ich reagiere

Dieses Ernährungs-Symptom-Tagebuch mit Belastungstabellen ist als Diagnosehilfe für Sie gedacht. Wenn Sie nun eine Unverträglichkeit oder Allergie eingrenzen konnten, benötigen Sie weitere Literatur oder ärztlichen Rat, welche Ernährungsempfehlungen Sie dauerhaft umsetzen sollten.

Sofern Sie Anmerkungen oder Anregungen haben, wenden Sie sich bitte per E-Mail an das Digesta-Team (digesta@gmx.de).

Indikator-Lebensmittel, die auf Intoleranzen hinweisen

Bei den folgenden Listen handelt es sich nicht um vollständige Ernährungslisten, sondern um gezielte Auflistungen von Lebensmitteln, die bei den einzelnen Unverträglichkeiten oft besonders schlecht vertragen werden. Solche Lebensmittel werden als Indikator-Lebensmittel bezeichnet. Indikator-Lebensmittel sind sehr hilfreich bei der Suche nach Unverträglichkeiten.

Wenn Sie auf Indikator-Lebensmittel oder eine Kombination aus Indikator-Lebensmitteln mit Beschwerden reagieren, ist die Wahrscheinlichkeit groß, dass Sie an der entsprechenden Unverträglichkeit leiden.

Im Folgenden wird Ihnen dann auch der medizinische Bestätigungstest genannt, falls ein solcher existiert.

Alternativ werden Ihnen Ernährungsumstellungen genannt, die geeignet sind, die vermutete Unverträglichkeit hinreichend genau zu bestätigen. Für diese Ernährungsumstellungen benötigen Sie allerdings umfangreichere Lebensmittellisten, die zu der jeweiligen Unverträglichkeit passen, oder eine Ernährungsberatung. Diese umfangreicheren Lebensmittellisten sind in Ratgebern oder in der ernährungsmedizinischen Sprechstunde erhältlich.

Laktose

Bei einer Laktoseintoleranz werden häufig schlecht vertragen:

Produkt	Laktosegehalt je 100 g	mögliche Testmahlzeit
Kondensmilch	55-60 g	100 ml
Dickmilch	14 g	350 ml
Vollmilchschokolade	9-11 g	1 Tafel
Schmelzkäse	6-7 g	100 g
Sahneeis	6-9 g	150 g
Vollmilch	5 g	2 Gläser Vollmilch 500 ml
Molke	5 g	2 Gläser Vollmilch 500 ml

Das am einfachsten zu verwendende Testgetränk ist ½ L Vollmilch. Wenn eines der Indikator-Lebensmittel wiederholt Symptome verursacht, kann eine Laktoseintoleranz das Problem sein.

Der Weg sollte dann zu einem Gastroenterologen führen. Dort kann die Laktoseintoleranz mit einem Laktose-Atemtest (wird von den Krankenkassen übernommen) bestätigt werden. Das lohnt sich, denn der Nachweis oder Ausschluss einer Laktoseintoleranz ist sinnvoll für die eigene Ernährung. Darüber hinaus kann zwischen einer primären (erblichen) Laktoseintoleranz und einer sekundären, möglicherweise reversiblen Form unterschieden werden. Diese sekundäre Form bessert sich, wenn eine auslösende Grunderkrankung, z.B. eine Darmentzündung, gebessert wird.

Fruktose

Bei der intestinalen Fruktoseintoleranz werden folgende Indikatorlebensmittel häufig schlecht vertragen:

Produkt	Fruktosegehalt je 100 g	mögliche Testmahlzeit
Diabetikerschokolade	50-55 g	1 Tafel
Honig	36-40 g	50 g
Rosinen	34 g	100 g
Apfel, getrocknet	34 g	100 g
Quittengelee	18 g	50 g
Zwetschge, getrocknet	12 g	100 g
Apfelmus	7,5 g	50 g
Apfelsaft	7 g	2 Gläser

Das am einfachsten zu verwendende Testlebensmittel ist Honig. Verursacht eines der Indikator-Lebensmittel wiederholt Symptome, kann eine Fruktoseintoleranz das Problem sein.

Der Weg sollte dann zu einem Gastroenterologen führen. Dort kann die Fruktoseintoleranz mit einem Fruktose-Atemtest (wird von den Krankenkassen übernommen) bestätigt werden.

Das lohnt sich, denn der Nachweis oder Ausschluss einer Fruktoseintoleranz ist entscheidend für die eigene Ernährung. Gerade bei einer bestätigten Fruktoseintoleranz ist eine intensive Auseinandersetzung mit dem Thema bzw. eine Ernährungsberatung wichtig, da Fruktose in vielen Lebensmitteln vorkommt und die Fruktoseintoleranz einen sehr variablen Verlauf nehmen kann, der ohne ausreichende Information oft zu einem ungünstigen Ernährungsverhalten führt.

Sorbit

Bei einer Sorbitintoleranz werden folgende Indikatorlebensmittel häufig schlecht vertragen:

Produkt	Sorbitgehalt je 100 g	mögliche Testmahlzeit
Diabetikersüßigkeiten	bis zu 95 g	50 g
Diabetikermarmelade	bis zu 11 g	25 g
Birne, getrocknet	11 g	50 g
Pflaumenmus	6 g	100 g
Sorbit / Kaugummi	variabel	5 – 10 Streifen
Minz-Lutschpastillen	variabel	5-10 Stück
Aprikose, getrocknet	5 g	100 g
Apfel, getrocknet	3,5 g	150 g

Getrocknete Aprikosen sind das am einfachsten zu verwendende Testlebensmittel. Wenn eines der in der Tabelle benannten Indikator-Lebensmittel wiederholt Beschwerden verursacht, kann eine Sorbit-Intoleranz das Problem sein.

Der Weg sollte dann zu einem Gastroenterologen führen. Dort kann die Sorbit-Unverträglichkeit mit einem Sorbit-Atemtest (wird von den gesetzlichen Krankenkassen übernommen) bestätigt werden.

Der Weg lohnt sich, denn die Ernährungsumstellung bei Sorbit-Intoleranz betrifft nur wenige Lebensmittel und ist daher sehr einfach umzusetzen.

Polyole (Zuckerersatzstoffe)

Die Intoleranz gegenüber Zuckeraustauschstoffen ist wenig bekannt. Medizinisch gesehen handelt es sich dabei hauptsächlich um eine Unverträglichkeit gegenüber Zuckeraustauschstoffen vom Typ der Polyole. Hier ist besondere Aufmerksamkeit angebracht, da solche Zuckeraustauschstoffe in vielen Lebensmitteln und Getränken enthalten sind und nur beim Lesen der Zutatenliste bemerkt werden.

Polyol	E-Nummer
Erythritol, Erythrit	E968
Isomaltol, Isomalt	E953
Lactitol, Lactit	E966
Maltitol, Maltit	E965
Mannitol, Mannit	E421
Sorbitol, Sorbit	E420
Xylitol, Xylit	E967

Für diejenigen, die auf Polyole oder andere Zucker reagieren, ist es ratsam, auf verträgliche Alternativen wie Stevia auszuweichen. Es gibt keine speziellen Tests, mit denen man diese Polyol-Unverträglichkeiten weiter eingrenzen kann. Zentrales Diagnostik Hilfsmittel ist das Ernährungs-Symptom-Tagebuch.

Trehalose

Bei der Trehaloseintoleranz werden häufig schlecht vertragen:

Pilze

Es gibt keinen beweisenden Test für die Trehalosetoleranz. Wenn Sie isoliert auf Pilze, die alle reichlich Trehalose enthalten, mit Symptomen reagieren, kann die Unverträglichkeit als bestätigt angenommen werden.

Fruktane/Fruktooligosaccharide

Bei der Fruktan-/Fruktooligosaccharidintoleranz werden häufig schlecht vertragen:

Brot, Nudeln, Cerealien, Zichorienkaffee
Pfirsich, Kaki, Nektarine, Wassermelone
Cashewkerne, Kichererbsen, Linsen, Topinambur
Inulin, Oligofruktose

Es gibt keinen beweisenden Test für die Fruktan-Unverträglichkeit. Wenn Sie auf die Indikator-Lebensmittel reagieren, kann die Unverträglichkeit wie folgt bestätigt werden:

Ernährungsumstellung für 4 Wochen mit strikter Vermeidung von Fruktanen/Fructooligosacchariden. Wenn die Symptome dadurch deutlich besser sind, 1 Woche Ernährung mit hohem Anteil an Fruktanen/Fruktooligosacchariden wählen. Wenn die Symptome zurückkehren, ist die Unverträglichkeit ausreichend gesichert.

Galaktane/Galaktooligosaccharide

Bei der Galaktan-/Galaktooligosaccharidintoleranz werden häufig schlecht vertragen:

Bohnen, Kichererbsen, Linsen

Für die Galaktanintoleranz gibt es keinen belegenden Test. Wenn Sie auf die Indikator-Lebensmittel reagieren, dann kann die Intoleranz wie folgt bestätigt werden:

Ernährungsumstellung für 4 Wochen mit strengem Meiden von Galaktanen/Galaktooligosacchariden. Wenn darunter die Beschwerden deutlich besser werden, für 1 Woche hohen Anteil an Galaktanen/Galaktooligosacchariden in der Ernährung. Bei Wiederkehr der Beschwerden ist die Intoleranz ausreichend gesichert.

Zuckerintoleranz / Saccharoseintoleranz / Disaccharidintoleranz

Bei der Saccharoseintoleranz besteht ein Mangel am Enzym Saccharase. Saccharase ist das Enzym, das Haushaltszucker im Darm aufspaltet. Die Saccharoseintoleranz geht mit klassischen Verdauungsbeschwerden wie Bauchschmerzen, Krämpfen, Blähbauch, Durchfall und Erbrechen einher.

2 Gläser stark gesüßter Tee
Süßigkeiten

Wenn bei Ihnen nach den Testlebensmitteln Beschwerden auftreten, kann die Diagnose mit einem Enzymnachweis in Dünndarm bestätigt werden. Die dafür notwendige Dünndarm-Biopsie kann bei einer Magenspiegelung (Kassenleistung) beim Spezialisten entnommen werden. Ergänzend sollte eine Dünndarmfehlbesiedelung (SIBO) mit einem Glukose-Atemtest ausgeschlossen werden (Kassenleistung).

Gluten - Weizen

Bei der Gluten-/Weizensensitivität werden häufig schlecht vertragen:

hoher Gehalt an Gluten
Baguette, Brötchen hell, Ciabatta, Weißbrot
Weizenbrot, Weizentoast, Weizennudeln
Weißbier

Wer auf die hier genannten Indikator-Lebensmittel reagiert, leidet möglicherweise an einer Autoimmunerkrankung gegen Gluten, der Zöliakie. Zunächst sollte ein Hausarzt oder ein Gastroenterologe aufgesucht werden, um eine Zöliakie Anhand von Blutproben (Nachweis von Autoantikörpern wie tTG; wird von der Krankenkasse übernommen) und Gewebeproben aus dem Dünndarm (wird von der Krankenkasse übernommen) nachzuweisen oder auszuschließen. Ebenso sollte bei einer Reaktion auf diese Indikator-Lebensmittel eine Weizenallergie durch einen Bluttest ausgeschlossen werden (Kassenleistung).

Sind Zöliakie und Weizenallergie sicher ausgeschlossen, kann eine Reaktion auf die Indikator-Lebensmittel auf eine Gluten- oder Weizensensitivität hinweisen. Hierfür gibt es keinen Bestätigungstest.

Eine Bestätigung erfolgt durch einen Ernährungsversuch. Ernährungsumstellung für 4 Wochen mit striktem Verzicht auf Gluten-/Weizenprodukte. Wenn sich die Symptome deutlich verbessern, erhöhen Sie für 1 Woche den Anteil von Gluten-/Weizenprodukten in der Ernährung. Wenn die Symptome zurückkehren, ist die Gluten-/Weizensensitivität ausreichend bestätigt.

Histamin

Der Histamingehalt von Lebensmitteln ist schwankend und hängt stark vom Frischegrad der Lebensmittel ab. Bei einer Histaminintoleranz werden Lebensmittel mit einem hohen Histamingehalt und Lebensmittel, die eine Histaminfreisetzung verursachen (Histaminliberatoren) häufig schlecht vertragen:

hoher Histamingehalt	Histaminliberatoren
Thunfisch	Ananas
Bier (obergärig, Weizenbier)	Tomaten
Rotwein, Sekt	Schokolade, Kakao
Camembert, Brie	Zitrusfrüchte
Aceto Balsamico	Kiwi
Sauerkraut	Meeresfrüchte
Sardellen	Glutamat
	Erdbeeren

Als Indikator-Lebensmittel eignen sich Thunfisch, Rotwein, gereifter Käse und Sekt für den Histamingehalt und Tomaten, Kiwi, Ananas für die Histaminliberatoren. Für den Verdacht auf eine Histaminintoleranz sollten mindestens 3 Lebensmittel aus der Tabelle regelmäßig Symptome verursachen.

Es gibt keine Labortests zur Bestätigung einer Histaminintoleranz. Die Aussagekraft des Laborwertes DAO (Diaminoxidase) ist sehr begrenzt, sodass diese Selbstzahlerleistung medizinisch bewertet nicht notwendig ist.

Bestätigung der Unverträglichkeit: Ernährungsumstellung für 4 Wochen mit strikter Vermeidung von histaminreichen Lebensmitteln und Histaminliberatoren. Wenn sich die Symptome deutlich bessern, 1 Woche lang histaminreiche Kost wählen. Kehren die Symptome zurück, ist die Histaminintoleranz ausreichend bestätigt.

Salizylatintoleranz

Der Salizylatgehalt von Lebensmitteln ist sehr variabel. Bei der Salizylatintoleranz werden oft schlecht vertragen:

hoher Gehalt an Salizylaten
getrocknetes Obst
Apfel – Aprikose - Erdbeere – Johannisbeeren - Zitrusfrüchte
Champignon - Paprika - Tomate
Mandeln
Lakritz
Wurstwaren, Gewürze
Hefeextrakt, Senf, Essig
Aspirin

Als Indikator-Lebensmittel sind Paprika, Wurstwaren Hefeextrakt und das Schmerzmedikament Aspirin am besten geeignet. Für den Verdacht auf eine Salizylatintoleranz sollten bei Aspirin und mindestens 3 Lebensmitteln aus der Tabelle wiederkehrend Beschwerden ausgelöst werden.

Labortests, die eine Salizylatintoleranz sichern können gibt es nicht.

Bestätigung der Intoleranz: Ernährungsumstellung für 4 Wochen mit strengem Meiden von Lebensmitteln mit hohem Salizylatgehalt. Wenn darunter die Beschwerden deutlich besser werden, für 1 Woche hohen Anteil an Salizylaten in der Ernährung. Bei Wiederkehr der Beschwerden gilt die Salizylatintoleranz als ausreichend gesichert.

Glutamatintoleranz

Glutamat ist ein Geschmacksverstärker und findet sich in in vielen Lebensmitteln, vor allem in vielen industriell gefertigten Lebensmitteln, Saucen und Gewürzmischungen. Die durch Glutamat ermöglichte Geschmacksrichtung ist „umami", was sich am besten mit fleischig übersetzen lässt.

Glutamat-reich
Gouda, Edamer, Tilsitter, Appenzeller, Brie, Camembert, Sojabohnen, Linsen, rotes Fleisch, Weizenmehl, Kaviar, Thunfisch Saucen, vor allem Sojasauce, Hefeextrakt, Würzmischungen

In älterer Literatur wird die Glutamatintoleranz oft als China-Restaurant-Syndrom bezeichnet, weil in der chinesischen Küche Glutamat in höherer Menge verwendet wird.

Koffeinintoleranz

Die Unverträglichkeit gegenüber Koffein ist eine pharmakologische Intoleranz. Das Koffein in überraschend vielen Getränken enthalten ist, ist den meisten nicht bekannt. Ebenso unbekannt ist, dass grüner Tee mehr Coffein enthalten kann als Kaffee.

Koffein-reich
Kaffee, Club-Mate Eistee, Weißer Tee, Grüner Tee, Matcha Tee, Schwarzer Tee, Kakao, Schokolade

biogene Amine

Biogene Amine werden während der Reifung von Lebensmitteln aus Proteinen gebildet und sind in der gebildeten Menge sehr variabel. Grundsätzlich gilt: Je reifer das Lebensmittel, desto höher der Gehalt an biogenen Aminen, je frischer das Lebensmittel, desto geringer der Gehalt an biogenen Aminen. Wenn Sie eine Unverträglichkeit gegenüber biogenen Aminen haben, werden Lebensmittel aus der Tabelle oft schlecht vertragen:

hoher Gehalt an biogenen Aminen
Käse
Wein, Bier
Schokolade
Ananas – Bananen - Orangen
Soja
Hefeextrakt
Fleischwaren
Tomaten, Ketchup
Nüsse
Sauerkraut

Die geeignetsten Indikator-Lebensmittel sind Ananas, Wein, Sauerkraut und Ketchup. Für den Verdacht auf eine Unverträglichkeit gegenüber biogenen Aminen sollten Symptome bei mindestens 3 Lebensmitteln wiederkehrend auftreten. Da das biogene Amin Histamin und andere biogene Amine in fast den gleichen Lebensmitteln vorkommen, sind diese beiden Unverträglichkeiten kaum zu unterscheiden und gehen meistens in der dominanteren Histaminintoleranz unter.

Es gibt keine Labortests die eine Unverträglichkeit gegenüber biogenen Aminen bestätigen können.

Pseudoallergene (Mastzellentleerung)

Pseudoallergene sind Stoffe, die zur Freisetzung von Botenstoffen aus Abwehrzellen (Mastzellen) führen und dadurch allergieähnliche Symptome hervorrufen. Die meisten Pseudoallergene sind Lebensmittelzusatzstoffe, daher ist es notwendig, sich mit Lebensmittelzusatzstoffen zu beschäftigen. Bei einer Sensitivität gegenüber Pseudoallergenen werden folgende oft schlecht vertragen:

Pseudoallergen	unter anderem enthalten in
Konservierungsstoffe E200-E299 und E1105	fast allen industriell gefertigten Lebensmitteln
Emulgatoren E322, E400- E495	Fertigsaucen, Salatdressings
Säuerungsmittel E300-E385	fast allen industriell gefertigten Lebensmitteln
Farbstoffe, E 100-E180	vielen industriell gefertigten Lebensmitteln
Lektine	Bohnen (besonders roh)
Sulfite, E150 und E220-E228	Wein, Trockenobst, Chips, getrocknete Fleisch-/Fischwaren

Lebensmittelzusatzstoffe sind sehr häufig pseudoallergen wirksam. Falls Sie auf die Indikator aus der Tabelle reagieren, ist ein pseudoallergisches Geschehen denkbar.

Hilfreicher Laborwert kann der Wert Tryptase im Blut sein (Kassenleistung). Tryptase gilt als Labormarker für Ereignisse, die mit einer Mastzellentleerung einhergehen, und ist in diesen Fällen meist erhöht.

FODMAP-Sensitivität - Reizdarmtyp

Der FODMAP Gehalt (fermentierbare Oligo-, Di- und Monosaccharide und Polyole) ist bei der FODMAP-Intoleranz vom Reizdarmtyp ausschlaggebend. Indikator-Lebensmittel für die FODMAP-Sensitivität sind im Folgenden gelistet.

Getreide	Weizen, Roggen
Gemüse	Zwiebeln, Lauch, Knoblauch, Blumenkohl, Pilze
Obst	Apfel, Birne, Trockenfrüchte, Steinobst, Wassermelone, Säfte, fruktosereiches Obst
Molkereiprodukte	Milch, Joghurt
Fleischalternativen	Hülsenfrüchte (Bohnen, Erbsen, Linsen, Soja)
Polyole	Sorbitol, Manitol

Bei Reaktion auf Lebensmittel aus mindestens 3 Gruppen ist eine FODMAP-Sensitivität sehr wahrscheinlich.

Bestätigende Labortests oder anderweitige Diagnostik gibt es nicht.

Die FODMAP-Sensitivität vom Reizdarmtyp wird durch konsequente FODMAP-arme Ernährung über 6 Wochen und langsames wieder zurückholen von Lebensmitteln gesichert. Wer nach 4-6 Wochen ein gutes Ansprechen zeigt, bei dem gilt die FODMAP-Sensitivität als wahrscheinlich.

Individuelle Unverträglichkeiten und „Schwarmintelligenz"

Manche Lebensmittel werden auch ohne eine medizinische Ursache nicht so gut vertragen. Solche Unverträglichkeiten werden als individuelle Unverträglichkeiten bezeichnet. Die folgende Liste zeigt die Lebensmittel, die bei mehr als 15 % der Menschen Unverträglichkeitssymptome hervorrufen. Deswegen sollten Sie auf diese Lebensmittel achten. Erwähnenswert ist, dass Rohkost, die dem gesunden Zeitgeschmack entspricht, von sehr vielen Menschen schlecht vertragen wird und die Beschwerden verursacht, die eigentlich vermieden werden sollten.

Prozent	Lebensmittel
>30%	Rohkost, Kohl, Bohnen, Hülsenfrüchte, stark gewürzte Speisen, Gebratenes, Gurkensalat, Alkohol
>20%	fette Speisen, frittierte Speisen, Zwiebeln, Kohlensäure-haltige Getränke
>15%	Kaffee, Nüsse, Orangensaft, Milch, Käse, Paprika, Sauerkraut, Wirsing, Eier (hartgekocht), Mayonnaise, Geräuchertes

Individuelle Unverträglichkeiten können nur durch das Führen eines Ernährungs-Symptom-Tagebuchs identifiziert werden. Indem man die Unverträglichkeiten mit dem Tagebuch identifiziert und die identifizierten Lebensmittel dann weglässt, werden diese individuellen Unverträglichkeiten leicht kontrollierbar.

Es gibt keine Labortests oder andere Untersuchungen, die Ihre individuellen Unverträglichkeiten nachweisen. Auf katalogartige "Allergietests", Lebensmittel-Reaktionstests oder Unverträglichkeits-schecks, die von den Krankenkassen genau aus diesem Grund nicht übernommen werden, können Sie also getrost verzichten.

Indikator-Lebensmittel, die auf Allergien hinweisen

Bei den Allergien lassen sich schwere Formen, mild/moderate Formen, Summationsallergien, Kreuzallergien und Sonderformen unterscheiden.

Da Allergien individuelle Krankheiten sind können hier keine Indikator Lebensmittel zum Testen aufgelistet werden. In den Allergiekapiteln finden Sie Lebensmittel aufgelistet, die bei den entsprechenden Allergieformen häufig das auslösende Lebensmittel sind.

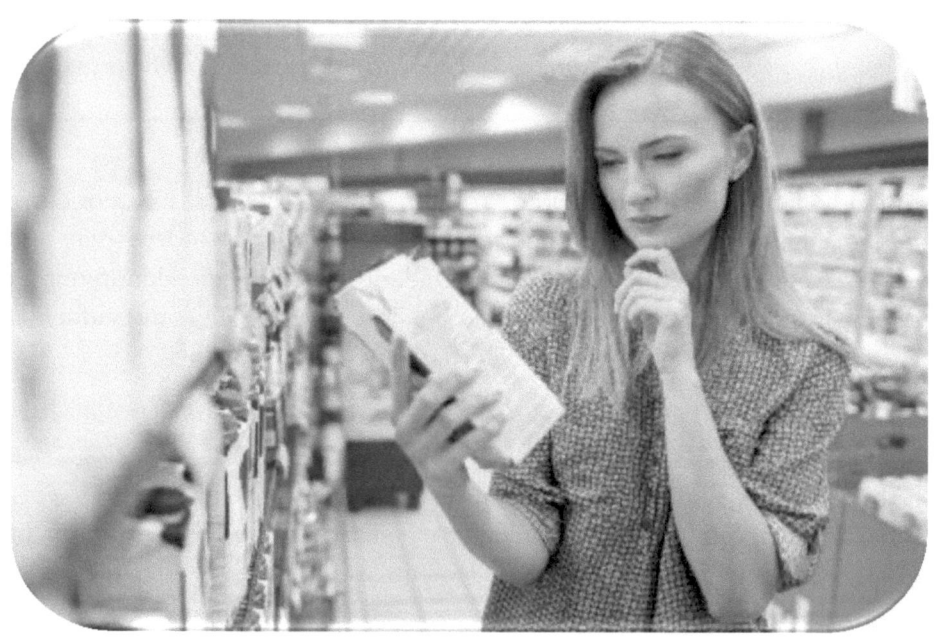

Lebensmittelallergie – schwere Form

Oft spricht man von Allergien, meint aber Unverträglichkeiten. Echte Lebensmittelallergien sind sehr viel seltener als gedacht. Allergien zeichnen sich dadurch aus, dass die Symptome immer, also nicht nur gelegentlich, bei eindeutig benennbaren Lebensmitteln auftreten. Es gibt kein heute so und morgen so, sondern die Reaktion erfolgt immer nach dem Alles-oder-Nichts-Prinzip. Typische Allergiesymptome sind Kurzatmigkeit, Kreislaufprobleme, Hautsymptome und geschwollene Zunge/Lippen. Wenn diese Symptome auftreten, ist es leicht, das allergische Ereignis zu erkennen. Da es sich bei Allergien um potenziell lebensbedrohliche Erkrankungen handelt, ist unbedingt eine erweiterte Diagnostik bei einem Arzt erforderlich.

15 Lebensmittel stellen mehr als 90% der bedrohlichen Lebensmittelallergien dar; diese sind in der Tabelle benannt. Die schweren Allergien machen sich meist schon im Kindesalter bemerkbar. Reagieren Sie auf die in der Tabelle aufgeführten Lebensmittel oder auf andere Lebensmittel mit einem typischen allergischen Beschwerdebild, dann sollte Ihr Weg zu einem Allergologen führen, der die weitere Diagnostik übernimmt.

Fisch	Milch
Eier	Nüsse (Haselnüsse, Paranüsse)
Krustentiere	Sellerie
Weizen	Senf
Erdnüsse	Sesam
Soja	Lupinen
Hülsenfrüchte	Sulfite
Weichtiere	

Lebensmittelallergie – mild/moderate Form

Schwieriger gestaltet sich die Suche nach den Auslösern von milden/moderaten Allergien, da diese mit leichteren Symptomen einhergehen und nicht so einfach zu erkennen sind. Diese milden/moderaten Allergien machen sich meist erst im zweiten bis vierten Lebensjahrzehnt bemerkbar.

Gerade bei diesen Allergien ist ein konsequent geführtes Ernährungs-Symptom-Tagebuch extrem hilfreich, da katalogartige Allergietests, die vielfach angeboten werden, ohne genaueren Verdacht, nur den wenigsten Menschen helfen. Das liegt daran, dass unser Immunsystem gegen viele Dinge Antikörper bildet, diese Antikörperbildung aber nicht bedeutet, dass ein medizinisches Problem bestehen muss. Ein Antikörpertiter kann medizinisch nur zur Bestätigung einer Verdachtsdiagnose dienen, zur Suche nach einer Allergie sind die Tests ungeeignet. Prinzipiell kann diese Form der Lebensmittelallergie gegen jedes Lebensmittel auftreten, aber nur eine begrenzte Anzahl von ihnen spielt im medizinischen Alltag eine Rolle. Die häufigeren Lebensmittel sind in der Tabelle aufgeführt. Zu beachten ist, dass bei dieser Form der Allergie Proteine die Allergieauslöser sind und sich diese Allergien gegen Lebensmittelgruppen richten, also zum Beispiel gegen Getreidemehle. Auch die Art der Zubereitung sollte in den Aufzeichnungen vermerkt werden, da hitzestabile Allergien (z.B. Ei) von hitzelabilen Allergien (z.B. Obst) unterschieden werden. Die hitzelabilen Allergien treten bei rohen Lebensmitteln auf, nicht aber nach dem Erhitzen der Lebensmittel (z. B. unterschiedliche Reaktionen auf Apfel und Apfelmus).

Soja	Mehle
Nüsse	Gewürze
Gemüse	Obst
Ei	Fisch
Fleisch	Milch

Hinweisend auf eine generelle Allergieneigung ist der Laborwert „Gesamt-IgE" (Kassenleistung). Ob erhöht oder nicht, bei diesen mild/moderaten Allergien hilft bei der Suche ein streng geführtes Ernährungs-Symptom-Tagebuch. In diesem Tagebuch lassen sich die vermutlich auslösenden Lebensmittel eingrenzen. Diese Eingrenzung wird dann gefolgt von gezielten IgE-Antikörpertests im Blut und Allergie-Hauttests, zur Bestätigung des Verdachts. Die speziellen Haut- und Labortests werden dann bei einem Allergologen durchgeführt.

Kann es sein dass nach einem Zeckenbiss Fleisch nicht mehr vertragen wird?

Sonderform Alpha-Gal-Syndrom

Gerade diese mild/moderaten IgE abhängigen Allergien, können in Entstehung und medizinischer Folge sehr komplex sein. Beim alpha-Gal Syndrom kommt es nach Konfrontation mit dem proteingebundenen Zuckermolekül alpha-Gal durch einen Zeckenstich oder einen anderen Auslöser zu einer Antikörperbildung gegen alpha-Gal. Diese Antikörper wiederum führen dazu, dass unser Körper in einer schnellen Reaktion (< 1 Stunde) auf Medikamente wie Cetuximab oder Plasmaexpander und in einer langsamen Reaktion (3-6 Stunden) auf rotes Fleisch, Innereien, Gelatine oder Milchprodukte allergisch reagieren kann.

Die Antikörper gegen alpha-Gal können bei einem Allergologen im Blut nachgewiesen werden (Kassenleistung).

Lebensmittelallergie - Summationsanaphylaxien

Summationsanaphylaxien sind allergische Ereignisse, bei denen zwei oder mehr Faktoren zusammen treffen müssen, damit Beschwerden auftreten. Daran erkennen Sie wie wichtig es ist, dass Sie in Ihrem Ernährungs-Symptom-Tagebuch nicht nur Ernährungsfaktoren sondern auch Aktivität und Medikamente eintragen.

Zumeist besteht die Summation aus einem Ernährungsfaktor und sportlicher Betätigung (Anstrengung) oder einem Ernährungsfaktor und einem Medikament (sehr oft Schmerzmedikamente vom Aspirin-Typ). Weitere Summationsfaktoren sind Stress, akute Infektionen und Alkohol.

Summationsanaphylaxien werden meistens mit einem Tagebuch erkennbar. Die Bestätigungsdiagnostik erfolgt bei einem Allergologen.

Getreide-abhängige, Anstrengungs-induzierte Anaphylaxie

Ein Beispiel für solche Summationsanaphylaxien ist die Getreide-abhängige, Anstrengungs-induzierte Anaphylaxie. Bei diesem Krankheitsbild verursacht sportliche Betätigung, z.B. Joggen, kein Problem. Wenn aber vor dem Joggen ein Getreidebrötchen verzehrt wird, dann treten anaphylaktoide Beschwerden wie Juckreiz, Nesselsucht und andere Symptome auf.

Weizenbrötchen 30 Minuten vor körperlicher Aktivität
Aspirin oder anderes Schmerzmedikament 30 Minuten vor körperlicher Aktivität

Die Getreide-abhängige, Anstrengungs-induzierte Anaphylaxie wird in einem Tagebuch erkennbar. Die Bestätigungsdiagnostik erfolgt bei einem Allergologen.

Lebensmittelallergie – Kreuzallergie

Kreuzallergien sind Allergien, bei denen ein Hauptallergen benannt werden kann und allergische Reaktionen aufgrund von Ähnlichkeiten auch bei anderen Auslösern auftreten. Wenn Ihnen ein solches Hauptallergen bekannt ist, hilft Ihnen die Tabelle zu verstehen, warum Sie auf andere Auslöser reagieren und umgekehrt kann die Liste der Gruppenallergene hilfreich sein, um den Hauptauslöser zu identifizieren.

Kreuzallergien werden als leichte/mittelschwere Allergien angesehen. Wenn Sie den Verdacht haben, dass Sie eine solche Allergie haben, wird Ihnen ein Allergologe bei der bestätigenden Diagnostik helfen.

Hauptallergen	Name der Kreuzallergie	Kreuzallergie mit
Birkenpollen	Birkenpollen-Nuss-Kernobst-Syndrom	Apfel, Haselnuss, frisches Steinobst, Kiwi, Feige, Karotte, Kartoffel, Sellerie, Soja
Gräserpollen	Gräser	Hülsenfrüchte (Erdnuss, Soja), Getreidemehl, Mehl, Kleie, Tomate, Sellerie
Beifußpollen	Beifuß-Sellerie-Gewürz-Syndrom	Sellerie, Mohrrübe, Kartoffel, Gewürze (Anis, Curry, Zimt), Gewürze, Karotte, Mango, Sonnenblumenkerne
Latex	Latex-Obst-Syndrom	Avocado, Banane, Kiwi, Ananas, Acerola-Kirsche, Esskastanie, Kartoffel, Mango, Papaya, Pfirsich, Sellerie, Tomate
Kot	Hausstaubmilben	Schalen-/Krustentiere
Pollen	Ambrosia-Beifuß	Banane, Gurke, Melone, Zucchini
Federeiweiß	Vogelfedern	Ei, Geflügel, Innereien

Tabellen zur Beschwerdereduktion

Blähbauchneigung

Die Produktion von Darmgas ist ein normaler Mechanismus der Verdauung. Darmgas entsteht, wenn die gegessene Nahrung von den Darmbakterien fermentiert wird. Einige Lebensmittel sind sehr starke Gasbildner. Neben Unverträglichkeiten oder Allergien kann daher auch eine ungünstige Auswahl der Lebensmittel zu Beschwerden (Blähbauch, Blähungen, Krämpfe) führen. Es handelt sich dann nicht um eine Krankheit, sondern um eine ungünstige Lebensmittelauswahl.

In der Tabelle finden Sie Lebensmittel, die zu einer erhöhten Darmgasbildung führen. Da Blähungen ein individuelles Geschehen sind, hilft Ihnen hier vor allem das Ernährungs-Symptom-Tagebuch.

steigern die Gasbildung	Bier (Weißbier), Eier, Eierspeisen, frisches Brot, frisches Obst, Hülsenfrüchte, koffeinhaltige Getränke, Kaugummi, Knäckebrot, Kohl, kohlensäurehaltige Getränke, Knoblauch, Mayonnaise, Paprikaschoten, Pilze, Pumpernickel, Rhabarber, Rohkost, Sauerkraut, Schaumweine, Sellerie, Topinambur, Wassermelone, Zwiebel
steigern den üblen Geruch	Bohnen, Eier, Eierprodukte, Fisch, Fischerzeugnisse, Fleisch, Fleischerzeugnisse, Geräuchertes, Kohl, Knoblauch, Krabben, Pilze, Spargel, Schnittlauch, reifer Hartkäse, scharfe Gewürze, Zwiebel

Darmgas günstige Lebensmittel finden Sie hier.

reduzieren Gasbildung	Anistee, Joghurt, Fencheltee, Heidelbeeren, Kümmel, Kümmelöl, Kümmeltee, Minze, Minzöl, Preiselbeeren, Schwarzkümmel
reduzieren üblen Geruch	Heidelbeeren, Joghurt, Petersilie, Preiselbeeren, grüner Salat, Spinat

FODMAP – die Reizdarmernährung

Das Reizdarmsyndrom ist eine Erkrankung bei der Bauchschmerzen, Blähungen und Veränderungen der Stuhltextur auftreten, ohne dass die Ursachen bekannt sind. Gemäß den medizinischen Behandlungsrichtlinien profitieren Patienten mit einem Reizdarmsyndrom von der Einhaltung einer FODMAP-Diät. FODMAP bezieht sich auf Kohlenhydrate und Zuckeralkohole in der Nahrung, die nicht gut verträglich sind. Daher treten weniger Symptome auf, wenn FODMAP-reiche Lebensmittel gemieden und stattdessen FODMAP-arme Lebensmittel gewählt werden. Die FODMAP-Diät ist für Patienten mit Reizdarmbeschwerden sehr gut geeignet.

Zum Stöbern und Informieren finden Sie hier eine Tabelle mit FODMAP-Bewertungen.

	STOP FODMAP reich - meiden	✓ FODMAP arm - geeignet
Obst	Apfel, Aprikose, Avocado, Birne, Brombeere, Feigen, Granatapfel, Grapefruit, Johannisbeere, Kirsche, Lychee, Mango, Mirabelle Nektarine, Pfirsich, Pflaume, Wassermelone, Zwetschge Obstkonserven, Fruchtsäfte, getrocknete Früchte, Obstmus	Ananas, Banane, Blaubeere, Clementine, Erdbeere, Himbeere, Honigmelone, Kiwi, Limette, Mandarine, Maracuja, Netzmelone, Orange, Papaya, Rhabarber, Weintraube, Zitrone
Gemüse	Artischocken, Blumenkohl, Bohnen (alle außer grüne Stangenbohne), Erbsen, Frühlingszwiebel (weißer Teil), Knoblauch, Kraut/Kohl, Lauch (weißer Anteil), Linsen, Pilze, Rote Beete, Schalotte, Soja, Spargel, Wirsing, Zuckererbsen, Zuckermais, Zwiebeln	Alfalfa, Aubergine, Brokkoli, Chinakohl, Fenchel, Frühlingszwiebeln (grüner Anteil), grüne Stangenbohnen, Gurke, Ingwer, Karotten, Kartoffel, Kohlrabi, Kichererbsen, Kürbis, Lauch (grüner Anteil), Mangold, Okra, Oliven, Paprika, Pastinaken, Petersilie, Rettich, Rosenkohl, Salat, Schnittlauch, Staudensellerie, Sojasprossen, Speiserübe, Spinat, Tomate, Weißkraut, Zucchini

	🛑 FODMAP reich - meiden	✓ FODMAP arm - geeignet
Getreide Getreide- ersatz	Gerste, Roggen, Triticale, Weizen, Bulgur, Couscous, Lupinenmehl, Hartweizennudeln. frisches Brot, Brote mit sichtbaren Körnern, Hefeteige, Brote aus Backshops/industriell gefertigt, Cerealien auf Weizenbasis, Cerealien mit Trockenfrüchten	Buchweizen, Dinkel, Hafer, Hirse, Mais, Polenta, Quinoa, Reis, Tapioka, Flohsamen, Popcorn, glutenfreie Getreideprodukte, Reisnudeln, Soba Nudel, Shirataki/Konjak-Nudel, Cornflakes (kleine Portion) Sauerteige, Backwaren mit langer Stehzeit, fein geschrotete Backwaren, Cerealien auf Haferbasis
Milch- produkte	Buttermilch, Frischkäse, Hüttenkäse, Joghurt, Kondensmilch, Milch, Milchpulver, Milcheis, Mascarpone, Sahne, Sauerrahm, Sojamilch (aus Sojabohnen)	laktosefreie Milch, laktosefreie Milchprodukte, Margarine, Brie, Camembert, Cheddar, Feta, Hartkäse, Mozzarella, Parmesan, Butter, Kokosmilch, Sojamilch (aus Sojaprotein)
Süß- speisen Snacks	Vollmilchschokolade, Eiscreme, Gebäck, Knabberwaren, Müsliriegel, Obstriegel, Süßigkeiten generell	Schokolade (dunkel), Sorbet, Kartoffelchips (sehr kleine Portion), Maischips (kleine Portion), Popcorn, Reiswaffel, Maiswaffel
Nüsse	Cashewkerne, Makadamia, Pistazien Gesalzene, gewürzte Nüsse Größere Mengen: alle anderen Nüsse	Kokosnuss, kleine Mengen: Haselnuss, Mandel, Walnuss, Erdnuss, Kürbiskerne, Sesam, Sonnenblumenkerne
Alkohol	Bier (mehr als ein Glas), Wein, Schaumwein (halbtrocken; süß)	Bier (bis 1 Glas), Wein (trocken)
Fleisch Fisch	stark gesalzenes, gewürztes, Wurstwaren, Industrieprodukte, veganer Fleischersatz	Fisch, Hühnerfleisch, Lammfleisch, Meeresfrüchte, Rindfleisch, Schweinefleisch, Truthahn
Sonstige Lebens- mittel	Honig, Ketchup, Agavensirup, frittierte Speisen	Eier, Tofu/Tempeh, Essig, Fischsauce, Marmelade, Olivenöl, Pflanzenöl, Rapsöl, Senf, Sojasauce
Zucker Zucker- ersatz	Agavensirup, Erythritol (Erythrit), E968 Fruktose (Fruchtzucker), Fruktosesirup, Glycerol, E422, Glukose-Fruktose Sirup (GFS), High-Fruktose-Corn-Sirup (HFCS), Honig, Invertzucker (Invertase, E1103), Isomaltol (Isomalt), E953, Lactitol (Lactit), E966, Laktose (Milchzucker), Maissirup, Maltitol (Maltit), E965, Mannitol (Mannit), E421, Sorbitol (Sorbit), E420, Zuckeraustauschstoffe (Endung - ol), Xylitol (Xylit), E967	Acesulfam, E905, Ahornsirup, Aspartam, E951, Zucker, brauner, Melasse, Natriumcyclamat, E952, Puderzucker, Rohrzucker (Saccharose), Saccharin, E954, Saccharose (Haushaltszucker), Stevia, E960, Traubenzucker (Glukose/Dextrose), Zucker (Haushaltszucker/Saccharose), Zuckerrübensirup, Zuckersirup
	🛑 FODMAP reich - meiden	✓ FODMAP arm - geeignet

Stuhlfestigende Lebensmittel

Ist die Stuhlbeschaffenheit zu weich, ist es einen Versuch wert, stuhlfestigende Lebensmittel in die Ernährung aufzunehmen. Ist die Stuhlbeschaffenheit zu hart, ist es ratsam, stuhlfestigende Lebensmittel zu reduzieren.

stuhlfestigende Lebensmittel
Auberginen, Bananen, Cracker (einfach, wenig gewürzt), Flohsamen/Psyllium, geschrotete Weizenkleie, Gries, grüner Tee, Hafer, Haferschleim, Haferkleie, Kakao, Karotten (gekocht), Kartoffeln, Kekse, Nudeln, quellende Pektine (geriebener Apfel), Reis, Reisschleim, Rotwein, Schokolade, schwarzer Tee (lange gezogen), Teigwaren (Vollkorn), Weißbrot

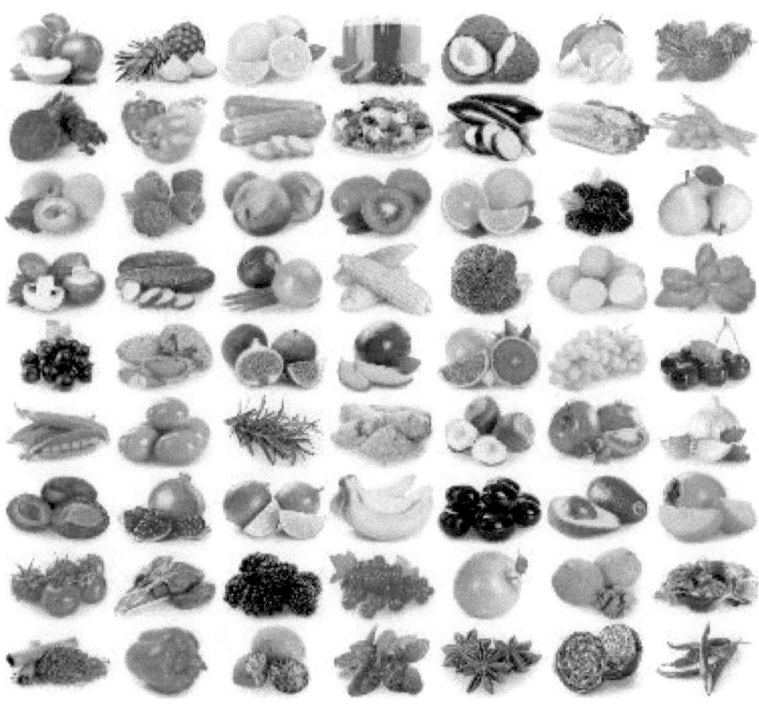

Bristol-Stuhlformen Skala (BSS)

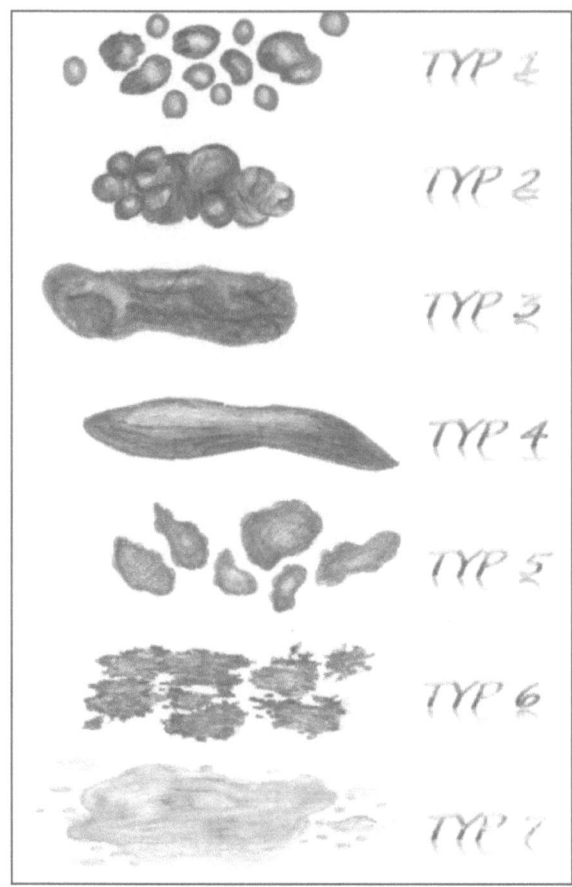

Die BSS hilft Ihnen bei der Aufzeichnung Ihres Stuhlgangs.

Typ 1: einzelne feste Kügelchen   Typ 2: wurstartig, klumpig

Typ 3: wurstartig, rissige Oberfläche   Typ 4: wurstartig, glatte Oberfläche

Typ 5: einzelne, weiche Klümpchen   Typ 6: weich, breiig

Typ 7: flüssig

Tagebuch

Datum: 01.01.2021   Ernährungs-Symptomtagebuch

Zeit	Lebensmittel, Getränke & Naschereien incl. Menge, Zubereitung (roh, gedünstet, gekocht, gebraten, aufgewärmt, geschält), Gewürzen und bei Fertigprodukten die Zutaten. Medikamente, Vitaminpräparate, Nahrungsergänzungsmittel, Probiotika.	Beschwerden welche, wann, Dauer, Schweregrad von 0 (keine) – 10 (sehr stark), Stuhlgang	Stärke
6:45	Schwarzer Tee mit Milch (200 ml)		0
7:00	Joghurt natur 150 g (Marke) + 1 Teelöffel Erdbeermarmelade (Marke)	7:45 Stuhlgang (weich, Typ 6)	3
	Toast (Vollkorn) 1 Scheibe (Marke)		0
	Salami, 2 Scheiben (Putensalami , Marke)		0
11:15	Kaugummi (Marke, enthält Sorbit und Isomalt) 3 Stück		
12:30		Blähungen	9
12:55	Kopfschmerzmedikament (Markenname)		
13:00	Karotten, gedünstet (200 g)		0
16:10	Probiotikum (Markenname) 2 Kapseln		0
16:15	Tomate (ca. 100g) – Mozzarella (ca. 100 g)	keine Probleme	0
18:00	Weizenbier, Markenbräu (trüb, ½ L)	Krämpfe	8
19:45		Durchfall (Typ 7)	7
19:55	Gurke, geschält (100 g)		0

Lebensmittel die Beschwerden verursachen

Lebensmittel	Beschwerden	Stuhlgang
Weizenbier, Markenbräu	Krämpfe	Durchfall (Typ 7)
Kaugummi (Sorbit?)	Blähungen	

Sonstiges: Aktivitäten, Sport, Stress, Tierkontakt, Rauchen, sonstige Belastungen

Yoga von 15-16 Uhr

Zeit	Lebensmittel, Getränke & Naschereien incl. Menge, Zubereitung (roh, gedünstet, gekocht, gebraten, aufgewärmt, geschält), Gewürzen und bei Fertigprodukten die Zutaten. Medikamente, Vitaminpräparate, Nahrungsergänzungsmittel, Probiotika.	Beschwerden welche, wann, Dauer, Schweregrad von 0 (keine) – 10 (sehr stark), Stuhlgang	Stärke

Lebensmittel die Beschwerden verursachen

Lebensmittel	Beschwerden	Stuhlgang

Sonstiges: Aktivitäten, Sport, Stress, Tierkontakt, Rauchen, sonstige Belastungen

Datum: _____

Zeit	Lebensmittel, Getränke & Naschereien incl. Menge, Zubereitung (roh, gedünstet, gekocht, gebraten, aufgewärmt, geschält), Gewürzen und bei Fertigprodukten die Zutaten. Medikamente, Vitaminpräparate, Nahrungsergänzungsmittel, Probiotika.	Beschwerden welche, wann, Dauer, Schweregrad von 0 (keine) – 10 (sehr stark), Stuhlgang Stärke	

Lebensmittel die Beschwerden verursachen

Lebensmittel	Beschwerden	Stuhlgang

Sonstiges: Aktivitäten, Sport, Stress, Tierkontakt, Rauchen, sonstige Belastungen

Zeit	Lebensmittel, Getränke & Naschereien incl. Menge, Zubereitung (roh, gedünstet, gekocht, gebraten, aufgewärmt, geschält), Gewürzen und bei Fertigprodukten die Zutaten. Medikamente, Vitaminpräparate, Nahrungsergänzungsmittel, Probiotika.	Beschwerden welche, wann, Dauer, Schweregrad von 0 (keine) – 10 (sehr stark), Stuhlgang Stärke	

Lebensmittel die Beschwerden verursachen

Lebensmittel	Beschwerden	Stuhlgang

Sonstiges: Aktivitäten, Sport, Stress, Tierkontakt, Rauchen, sonstige Belastungen

Datum: _____   Ernährungs-Symptomtagebuch

Zeit	Lebensmittel, Getränke & Naschereien incl. Menge, Zubereitung (roh, gedünstet, gekocht, gebraten, aufgewärmt, geschält), Gewürzen und bei Fertigprodukten die Zutaten. Medikamente, Vitaminpräparate, Nahrungsergänzungsmittel, Probiotika.	Beschwerden welche, wann, Dauer, Schweregrad von 0 (keine) – 10 (sehr stark), Stuhlgang	Stärke

Lebensmittel die Beschwerden verursachen

Lebensmittel	Beschwerden	Stuhlgang

Sonstiges: Aktivitäten, Sport, Stress, Tierkontakt, Rauchen, sonstige Belastungen

47

Datum: _____ Ernährungs-Symptomtagebuch

Zeit	Lebensmittel, Getränke & Naschereien incl. Menge, Zubereitung (roh, gedünstet, gekocht, gebraten, aufgewärmt, geschält), Gewürzen und bei Fertigprodukten die Zutaten. Medikamente, Vitaminpräparate, Nahrungsergänzungsmittel, Probiotika.	Beschwerden welche, wann, Dauer, Schweregrad von 0 (keine) – 10 (sehr stark), Stuhlgang	Stärke

Lebensmittel die Beschwerden verursachen

Lebensmittel	Beschwerden	Stuhlgang

Sonstiges: Aktivitäten, Sport, Stress, Tierkontakt, Rauchen, sonstige Belastungen

Datum: _____

Zeit	Lebensmittel, Getränke & Naschereien incl. Menge, Zubereitung (roh, gedünstet, gekocht, gebraten, aufgewärmt, geschält), Gewürzen und bei Fertigprodukten die Zutaten. Medikamente, Vitaminpräparate, Nahrungsergänzungsmittel, Probiotika.	Beschwerden	
		welche, wann, Dauer, Schweregrad von 0 (keine) – 10 (sehr stark), Stuhlgang	Stärke

Lebensmittel die Beschwerden verursachen

Lebensmittel	Beschwerden	Stuhlgang

Sonstiges: Aktivitäten, Sport, Stress, Tierkontakt, Rauchen, sonstige Belastungen

Ernährungs-Symptomtagebuch

Zeit	Lebensmittel, Getränke & Naschereien incl. Menge, Zubereitung (roh, gedünstet, gekocht, gebraten, aufgewärmt, geschält), Gewürzen und bei Fertigprodukten die Zutaten. Medikamente, Vitaminpräparate, Nahrungsergänzungsmittel, Probiotika.	Beschwerden	
		welche, wann, Dauer, Schweregrad von 0 (keine) – 10 (sehr stark), Stuhlgang	Stärke

Lebensmittel die Beschwerden verursachen

Lebensmittel	Beschwerden	Stuhlgang

Sonstiges: Aktivitäten, Sport, Stress, Tierkontakt, Rauchen, sonstige Belastungen

Zeit	Lebensmittel, Getränke & Naschereien incl. Menge, Zubereitung (roh, gedünstet, gekocht, gebraten, aufgewärmt, geschält), Gewürzen und bei Fertigprodukten die Zutaten. Medikamente, Vitaminpräparate, Nahrungsergänzungsmittel, Probiotika.	Beschwerden
		welche, wann, Dauer, Schweregrad von 0 (keine) – 10 (sehr stark), Stuhlgang · Stärke

Lebensmittel die Beschwerden verursachen

Lebensmittel	Beschwerden	Stuhlgang

Sonstiges: Aktivitäten, Sport, Stress, Tierkontakt, Rauchen, sonstige Belastungen

Datum: _____   Ernährungs-Symptomtagebuch

Zeit	Lebensmittel, Getränke & Naschereien incl. Menge, Zubereitung (roh, gedünstet, gekocht, gebraten, aufgewärmt, geschält), Gewürzen und bei Fertigprodukten die Zutaten. Medikamente, Vitaminpräparate, Nahrungsergänzungsmittel, Probiotika.	Beschwerden welche, wann, Dauer, Schweregrad von 0 (keine) – 10 (sehr stark), Stuhlgang	Stärke

Lebensmittel die Beschwerden verursachen

Lebensmittel	Beschwerden	Stuhlgang

Sonstiges: Aktivitäten, Sport, Stress, Tierkontakt, Rauchen, sonstige Belastungen

Zeit	Lebensmittel, Getränke & Naschereien incl. Menge, Zubereitung (roh, gedünstet, gekocht, gebraten, aufgewärmt, geschält), Gewürzen und bei Fertigprodukten die Zutaten. Medikamente, Vitaminpräparate, Nahrungsergänzungsmittel, Probiotika.	Beschwerden	
		welche, wann, Dauer, Schweregrad von 0 (keine) – 10 (sehr stark), Stuhlgang	Stärke

Lebensmittel die Beschwerden verursachen

Lebensmittel	Beschwerden	Stuhlgang

Sonstiges: Aktivitäten, Sport, Stress, Tierkontakt, Rauchen, sonstige Belastungen

Datum: _____   Ernährungs-Symptomtagebuch

Zeit	Lebensmittel, Getränke & Naschereien incl. Menge, Zubereitung (roh, gedünstet, gekocht, gebraten, aufgewärmt, geschält), Gewürzen und bei Fertigprodukten die Zutaten. Medikamente, Vitaminpräparate, Nahrungsergänzungsmittel, Probiotika.	Beschwerden welche, wann, Dauer, Schweregrad von 0 (keine) – 10 (sehr stark), Stuhlgang	Stärke

Lebensmittel die Beschwerden verursachen

Lebensmittel	Beschwerden	Stuhlgang

Sonstiges: Aktivitäten, Sport, Stress, Tierkontakt, Rauchen, sonstige Belastungen

54

Datum: _____

Zeit	Lebensmittel, Getränke & Naschereien incl. Menge, Zubereitung (roh, gedünstet, gekocht, gebraten, aufgewärmt, geschält), Gewürzen und bei Fertigprodukten die Zutaten. Medikamente, Vitaminpräparate, Nahrungsergänzungsmittel, Probiotika.	Beschwerden welche, wann, Dauer, Schweregrad von 0 (keine) – 10 (sehr stark), Stuhlgang	Stärke

Lebensmittel die Beschwerden verursachen

Lebensmittel	Beschwerden	Stuhlgang

Sonstiges: Aktivitäten, Sport, Stress, Tierkontakt, Rauchen, sonstige Belastungen

Zeit	Lebensmittel, Getränke & Naschereien incl. Menge, Zubereitung (roh, gedünstet, gekocht, gebraten, aufgewärmt, geschält), Gewürzen und bei Fertigprodukten die Zutaten. Medikamente, Vitaminpräparate, Nahrungsergänzungsmittel, Probiotika.	Beschwerden	
		welche, wann, Dauer, Schweregrad von 0 (keine) – 10 (sehr stark), Stuhlgang Stärke	

Lebensmittel die Beschwerden verursachen

Lebensmittel	Beschwerden	Stuhlgang

Sonstiges: Aktivitäten, Sport, Stress, Tierkontakt, Rauchen, sonstige Belastungen

Datum: _____

Zeit	Lebensmittel, Getränke & Naschereien incl. Menge, Zubereitung (roh, gedünstet, gekocht, gebraten, aufgewärmt, geschält), Gewürzen und bei Fertigprodukten die Zutaten. Medikamente, Vitaminpräparate, Nahrungsergänzungsmittel, Probiotika.	Beschwerden	
		welche, wann, Dauer, Schweregrad von 0 (keine) – 10 (sehr stark), Stuhlgang	Stärke

Lebensmittel die Beschwerden verursachen

Lebensmittel	Beschwerden	Stuhlgang

Sonstiges: Aktivitäten, Sport, Stress, Tierkontakt, Rauchen, sonstige Belastungen

Zeit	Lebensmittel, Getränke & Naschereien incl. Menge, Zubereitung (roh, gedünstet, gekocht, gebraten, aufgewärmt, geschält), Gewürzen und bei Fertigprodukten die Zutaten. Medikamente, Vitaminpräparate, Nahrungsergänzungsmittel, Probiotika.	Beschwerden	
		welche, wann, Dauer, Schweregrad von 0 (keine) – 10 (sehr stark), Stuhlgang	Stärke

Lebensmittel die Beschwerden verursachen

Lebensmittel	Beschwerden	Stuhlgang

Sonstiges: Aktivitäten, Sport, Stress, Tierkontakt, Rauchen, sonstige Belastungen

Datum: _____

Zeit	Lebensmittel, Getränke & Naschereien incl. Menge, Zubereitung (roh, gedünstet, gekocht, gebraten, aufgewärmt, geschält), Gewürzen und bei Fertigprodukten die Zutaten. Medikamente, Vitaminpräparate, Nahrungsergänzungsmittel, Probiotika.	Beschwerden	
		welche, wann, Dauer, Schweregrad von 0 (keine) – 10 (sehr stark), Stuhlgang	Stärke

Lebensmittel die Beschwerden verursachen

Lebensmittel	Beschwerden	Stuhlgang

Sonstiges: Aktivitäten, Sport, Stress, Tierkontakt, Rauchen, sonstige Belastungen

Datum: _____

Zeit	Lebensmittel, Getränke & Naschereien incl. Menge, Zubereitung (roh, gedünstet, gekocht, gebraten, aufgewärmt, geschält), Gewürzen und bei Fertigprodukten die Zutaten. Medikamente, Vitaminpräparate, Nahrungsergänzungsmittel, Probiotika.	Beschwerden welche, wann, Dauer, Schweregrad von 0 (keine) – 10 (sehr stark), Stuhlgang Stärke	

Lebensmittel die Beschwerden verursachen

Lebensmittel	Beschwerden	Stuhlgang

Sonstiges: Aktivitäten, Sport, Stress, Tierkontakt, Rauchen, sonstige Belastungen

Zeit	Lebensmittel, Getränke & Naschereien incl. Menge, Zubereitung (roh, gedünstet, gekocht, gebraten, aufgewärmt, geschält), Gewürzen und bei Fertigprodukten die Zutaten. Medikamente, Vitaminpräparate, Nahrungsergänzungsmittel, Probiotika.	Beschwerden
		welche, wann, Dauer, Schweregrad von 0 (keine) – 10 (sehr stark), Stuhlgang Stärke

Lebensmittel die Beschwerden verursachen

Lebensmittel	Beschwerden	Stuhlgang

Sonstiges: Aktivitäten, Sport, Stress, Tierkontakt, Rauchen, sonstige Belastungen

Zeit	Lebensmittel, Getränke & Naschereien incl. Menge, Zubereitung (roh, gedünstet, gekocht, gebraten, aufgewärmt, geschält), Gewürzen und bei Fertigprodukten die Zutaten. Medikamente, Vitaminpräparate, Nahrungsergänzungsmittel, Probiotika.	Beschwerden
		welche, wann, Dauer, Schweregrad von 0 (keine) – 10 (sehr stark), Stuhlgang Stärke

Lebensmittel die Beschwerden verursachen

Lebensmittel	Beschwerden	Stuhlgang

Sonstiges: Aktivitäten, Sport, Stress, Tierkontakt, Rauchen, sonstige Belastungen

Zeit	Lebensmittel, Getränke & Naschereien incl. Menge, Zubereitung (roh, gedünstet, gekocht, gebraten, aufgewärmt, geschält), Gewürzen und bei Fertigprodukten die Zutaten. Medikamente, Vitaminpräparate, Nahrungsergänzungsmittel, Probiotika.	Beschwerden	
		welche, wann, Dauer, Schweregrad von 0 (keine) – 10 (sehr stark), Stuhlgang	Stärke

Lebensmittel die Beschwerden verursachen

Lebensmittel	Beschwerden	Stuhlgang

Sonstiges: Aktivitäten, Sport, Stress, Tierkontakt, Rauchen, sonstige Belastungen

Datum: _____   Ernährungs-Symptomtagebuch

Zeit	Lebensmittel, Getränke & Naschereien incl. Menge, Zubereitung (roh, gedünstet, gekocht, gebraten, aufgewärmt, geschält), Gewürzen und bei Fertigprodukten die Zutaten. Medikamente, Vitaminpräparate, Nahrungsergänzungsmittel, Probiotika.	Beschwerden	
		welche, wann, Dauer, Schweregrad von 0 (keine) – 10 (sehr stark), Stuhlgang	Stärke

Lebensmittel die Beschwerden verursachen

Lebensmittel	Beschwerden	Stuhlgang

Sonstiges: Aktivitäten, Sport, Stress, Tierkontakt, Rauchen, sonstige Belastungen

Zeit	Lebensmittel, Getränke & Naschereien incl. Menge, Zubereitung (roh, gedünstet, gekocht, gebraten, aufgewärmt, geschält), Gewürzen und bei Fertigprodukten die Zutaten. Medikamente, Vitaminpräparate, Nahrungsergänzungsmittel, Probiotika.	Beschwerden welche, wann, Dauer, Schweregrad von 0 (keine) – 10 (sehr stark), Stuhlgang	Stärke

Lebensmittel die Beschwerden verursachen

Lebensmittel	Beschwerden	Stuhlgang

Sonstiges: Aktivitäten, Sport, Stress, Tierkontakt, Rauchen, sonstige Belastungen

Zeit	Lebensmittel, Getränke & Naschereien incl. Menge, Zubereitung (roh, gedünstet, gekocht, gebraten, aufgewärmt, geschält), Gewürzen und bei Fertigprodukten die Zutaten. Medikamente, Vitaminpräparate, Nahrungsergänzungsmittel, Probiotika.	Beschwerden welche, wann, Dauer, Schweregrad von 0 (keine) – 10 (sehr stark), Stuhlgang Stärke	

Lebensmittel die Beschwerden verursachen

Lebensmittel	Beschwerden	Stuhlgang

Sonstiges: Aktivitäten, Sport, Stress, Tierkontakt, Rauchen, sonstige Belastungen

Datum: _____   Ernährungs-Symptomtagebuch

Zeit	Lebensmittel, Getränke & Naschereien incl. Menge, Zubereitung (roh, gedünstet, gekocht, gebraten, aufgewärmt, geschält), Gewürzen und bei Fertigprodukten die Zutaten. Medikamente, Vitaminpräparate, Nahrungsergänzungsmittel, Probiotika.	Beschwerden
		welche, wann, Dauer, Schweregrad von 0 (keine) – 10 (sehr stark), Stuhlgang Stärke

Lebensmittel die Beschwerden verursachen

Lebensmittel	Beschwerden	Stuhlgang

Sonstiges: Aktivitäten, Sport, Stress, Tierkontakt, Rauchen, sonstige Belastungen

Datum: _____   Ernährungs-Symptomtagebuch

Zeit	Lebensmittel, Getränke & Naschereien incl. Menge, Zubereitung (roh, gedünstet, gekocht, gebraten, aufgewärmt, geschält), Gewürzen und bei Fertigprodukten die Zutaten. Medikamente, Vitaminpräparate, Nahrungsergänzungsmittel, Probiotika.	Beschwerden welche, wann, Dauer, Schweregrad von 0 (keine) – 10 (sehr stark), Stuhlgang Stärke	

Lebensmittel die Beschwerden verursachen

Lebensmittel	Beschwerden	Stuhlgang

Sonstiges: Aktivitäten, Sport, Stress, Tierkontakt, Rauchen, sonstige Belastungen

68

Zeit	Lebensmittel, Getränke & Naschereien incl. Menge, Zubereitung (roh, gedünstet, gekocht, gebraten, aufgewärmt, geschält), Gewürzen und bei Fertigprodukten die Zutaten. Medikamente, Vitaminpräparate, Nahrungsergänzungsmittel, Probiotika.	Beschwerden	
		welche, wann, Dauer, Schweregrad von 0 (keine) – 10 (sehr stark), Stuhlgang	Stärke

Lebensmittel die Beschwerden verursachen

Lebensmittel	Beschwerden	Stuhlgang

Sonstiges: Aktivitäten, Sport, Stress, Tierkontakt, Rauchen, sonstige Belastungen

Zeit	Lebensmittel, Getränke & Naschereien incl. Menge, Zubereitung (roh, gedünstet, gekocht, gebraten, aufgewärmt, geschält), Gewürzen und bei Fertigprodukten die Zutaten. Medikamente, Vitaminpräparate, Nahrungsergänzungsmittel, Probiotika.	Beschwerden	
		welche, wann, Dauer, Schweregrad von 0 (keine) – 10 (sehr stark), Stuhlgang	Stärke

Lebensmittel die Beschwerden verursachen

Lebensmittel	Beschwerden	Stuhlgang

Sonstiges: Aktivitäten, Sport, Stress, Tierkontakt, Rauchen, sonstige Belastungen

Zeit	Lebensmittel, Getränke & Naschereien incl. Menge, Zubereitung (roh, gedünstet, gekocht, gebraten, aufgewärmt, geschält), Gewürzen und bei Fertigprodukten die Zutaten. Medikamente, Vitaminpräparate, Nahrungsergänzungsmittel, Probiotika.	Beschwerden	
		welche, wann, Dauer, Schweregrad von 0 (keine) – 10 (sehr stark), Stuhlgang	Stärke

Lebensmittel die Beschwerden verursachen

Lebensmittel	Beschwerden	Stuhlgang

Sonstiges: Aktivitäten, Sport, Stress, Tierkontakt, Rauchen, sonstige Belastungen

Zeit	Lebensmittel, Getränke & Naschereien incl. Menge, Zubereitung (roh, gedünstet, gekocht, gebraten, aufgewärmt, geschält), Gewürzen und bei Fertigprodukten die Zutaten. Medikamente, Vitaminpräparate, Nahrungsergänzungsmittel, Probiotika.	Beschwerden welche, wann, Dauer, Schweregrad von 0 (keine) – 10 (sehr stark), Stuhlgang	Stärke

Lebensmittel die Beschwerden verursachen

Lebensmittel	Beschwerden	Stuhlgang

Sonstiges: Aktivitäten, Sport, Stress, Tierkontakt, Rauchen, sonstige Belastungen

Zeit	Lebensmittel, Getränke & Naschereien incl. Menge, Zubereitung (roh, gedünstet, gekocht, gebraten, aufgewärmt, geschält), Gewürzen und bei Fertigprodukten die Zutaten. Medikamente, Vitaminpräparate, Nahrungsergänzungsmittel, Probiotika.	Beschwerden welche, wann, Dauer, Schweregrad von 0 (keine) – 10 (sehr stark), Stuhlgang	Stärke

Lebensmittel die Beschwerden verursachen		
Lebensmittel	Beschwerden	Stuhlgang

Sonstiges: Aktivitäten, Sport, Stress, Tierkontakt, Rauchen, sonstige Belastungen

Zeit	Lebensmittel, Getränke & Naschereien incl. Menge, Zubereitung (roh, gedünstet, gekocht, gebraten, aufgewärmt, geschält), Gewürzen und bei Fertigprodukten die Zutaten. Medikamente, Vitaminpräparate, Nahrungsergänzungsmittel, Probiotika.	Beschwerden	
		welche, wann, Dauer, Schweregrad von 0 (keine) – 10 (sehr stark), Stuhlgang	Stärke

Lebensmittel die Beschwerden verursachen

Lebensmittel	Beschwerden	Stuhlgang

Sonstiges: Aktivitäten, Sport, Stress, Tierkontakt, Rauchen, sonstige Belastungen

Zeit	Lebensmittel, Getränke & Naschereien incl. Menge, Zubereitung (roh, gedünstet, gekocht, gebraten, aufgewärmt, geschält), Gewürzen und bei Fertigprodukten die Zutaten. Medikamente, Vitaminpräparate, Nahrungsergänzungsmittel, Probiotika.	Beschwerden welche, wann, Dauer, Schweregrad von 0 (keine) – 10 (sehr stark), Stuhlgang	Stärke

Lebensmittel die Beschwerden verursachen

Lebensmittel	Beschwerden	Stuhlgang

Sonstiges: Aktivitäten, Sport, Stress, Tierkontakt, Rauchen, sonstige Belastungen

Datum: _____   Ernährungs-Symptomtagebuch

Zeit	Lebensmittel, Getränke & Naschereien incl. Menge, Zubereitung (roh, gedünstet, gekocht, gebraten, aufgewärmt, geschält), Gewürzen und bei Fertigprodukten die Zutaten. Medikamente, Vitaminpräparate, Nahrungsergänzungsmittel, Probiotika.	Beschwerden	
		welche, wann, Dauer, Schweregrad von 0 (keine) – 10 (sehr stark), Stuhlgang	Stärke

Lebensmittel die Beschwerden verursachen

Lebensmittel	Beschwerden	Stuhlgang

Sonstiges: Aktivitäten, Sport, Stress, Tierkontakt, Rauchen, sonstige Belastungen

Zeit	Lebensmittel, Getränke & Naschereien incl. Menge, Zubereitung (roh, gedünstet, gekocht, gebraten, aufgewärmt, geschält), Gewürzen und bei Fertigprodukten die Zutaten. Medikamente, Vitaminpräparate, Nahrungsergänzungsmittel, Probiotika.	Beschwerden welche, wann, Dauer, Schweregrad von 0 (keine) – 10 (sehr stark), Stuhlgang	Stärke

Lebensmittel die Beschwerden verursachen

Lebensmittel	Beschwerden	Stuhlgang

Sonstiges: Aktivitäten, Sport, Stress, Tierkontakt, Rauchen, sonstige Belastungen

Zeit	Lebensmittel, Getränke & Naschereien incl. Menge, Zubereitung (roh, gedünstet, gekocht, gebraten, aufgewärmt, geschält), Gewürzen und bei Fertigprodukten die Zutaten. Medikamente, Vitaminpräparate, Nahrungsergänzungsmittel, Probiotika.	Beschwerden welche, wann, Dauer, Schweregrad von 0 (keine) – 10 (sehr stark), Stuhlgang Stärke	

Lebensmittel die Beschwerden verursachen

Lebensmittel	Beschwerden	Stuhlgang

Sonstiges: Aktivitäten, Sport, Stress, Tierkontakt, Rauchen, sonstige Belastungen

Datum: _____

Zeit	Lebensmittel, Getränke & Naschereien incl. Menge, Zubereitung (roh, gedünstet, gekocht, gebraten, aufgewärmt, geschält), Gewürzen und bei Fertigprodukten die Zutaten. Medikamente, Vitaminpräparate, Nahrungsergänzungsmittel, Probiotika.	Beschwerden	
		welche, wann, Dauer, Schweregrad von 0 (keine) – 10 (sehr stark), Stuhlgang	Stärke

Lebensmittel die Beschwerden verursachen

Lebensmittel	Beschwerden	Stuhlgang

Sonstiges: Aktivitäten, Sport, Stress, Tierkontakt, Rauchen, sonstige Belastungen

Datum: _____   Ernährungs-Symptomtagebuch

Zeit	Lebensmittel, Getränke & Naschereien incl. Menge, Zubereitung (roh, gedünstet, gekocht, gebraten, aufgewärmt, geschält), Gewürzen und bei Fertigprodukten die Zutaten. Medikamente, Vitaminpräparate, Nahrungsergänzungsmittel, Probiotika.	Beschwerden welche, wann, Dauer, Schweregrad von 0 (keine) – 10 (sehr stark), Stuhlgang Stärke	

Lebensmittel die Beschwerden verursachen

Lebensmittel	Beschwerden	Stuhlgang

Sonstiges: Aktivitäten, Sport, Stress, Tierkontakt, Rauchen, sonstige Belastungen

80

Zeit	Lebensmittel, Getränke & Naschereien incl. Menge, Zubereitung (roh, gedünstet, gekocht, gebraten, aufgewärmt, geschält), Gewürzen und bei Fertigprodukten die Zutaten. Medikamente, Vitaminpräparate, Nahrungsergänzungsmittel, Probiotika.	Beschwerden	
		welche, wann, Dauer, Schweregrad von 0 (keine) – 10 (sehr stark), Stuhlgang	Stärke

Lebensmittel die Beschwerden verursachen

Lebensmittel	Beschwerden	Stuhlgang

Sonstiges: Aktivitäten, Sport, Stress, Tierkontakt, Rauchen, sonstige Belastungen

Ich vertrage gut...

Tragen Sie in diese Liste Lebensmittel & Getränke incl. Menge, Zubereitung (roh, gedünstet, gekocht, gebraten, aufgewärmt, geschält), Gewürze, bei Fertigprodukten die Zutaten, Medikamente, Vitaminpräparate, Nahrungsergänzungsmittel und Probiotika ein, die gut vertragen werden.

Datum	Lebensmittel & Getränke	Menge
1.1.	Schwarzer Tee mit Milch	200 ml
1.1.	Joghurt natur (Marke)	150 g
1.1.	Erdbeermarmelade (Marke)	1 Teelöffel
1.1.	Toast (Vollkorn) (Marke)	1 Scheibe
1.1.	Salami, 2 Scheiben (Putensalami , Marke)	2 Scheiben
1.1.	Karotten, gedünstet	200 g
1.1.	Probiotikum (Name)	2 Kapseln
1.1.	Tomate	ca. 100 g
1.1.	Mozzarella	ca. 100 g
1.1.	Gurke, geschält	100 g

Lebensmittel & Getränke, die von mir <u>gut vertragen</u> werden

Datum	Lebensmittel & Getränke	Menge

Lebensmittel & Getränke, die von mir <u>gut vertragen</u> werden

Datum	Lebensmittel & Getränke	Menge

Ich vertrage nicht gut...

Tragen Sie in diese Liste Lebensmittel & Getränke incl. Menge, Zubereitung (roh, gedünstet, gekocht, gebraten, aufgewärmt, geschält), Gewürze, bei Fertigprodukten die Zutaten, Medikamente, Vitaminpräparate, Nahrungsergänzungsmittel und Probiotika ein, die nicht gut vertragen werden.

Datum	Lebensmittel & Getränke	Menge
1.1.	Weizenbier, Markenbräu	½ L
1.1.	Kaugummi (Sorbit?)	3 Stück

Lebensmittel & Getränke, die von mir <u>nicht gut vertragen</u> werden

Datum	Lebensmittel & Getränke	Menge

Lebensmittel & Getränke, die von mir <u>nicht gut vertragen</u> werden

Datum	Lebensmittel & Getränke	Menge

Ich vertrage <u>manchmal gut</u>...

Tragen Sie in diese Liste Lebensmittel & Getränke incl. Menge, Zubereitung (roh, gedünstet, gekocht, gebraten, aufgewärmt, geschält), Gewürze, bei Fertigprodukten die Zutaten, Medikamente, Vitaminpräparate, Nahrungsergänzungsmittel und Probiotika ein, die <u>wechselnd gut oder nicht gut vertragen</u> werden.

Datum	Lebensmittel & Getränke	Menge

Lebensmittel & Getränke, die von mir <u>wechselnd gut oder nicht gut vertragen</u> werden

Datum	Lebensmittel & Getränke	Menge

Gesunde Darmflora

Über 100 Rezepte bei Candida-Mykose, Dünndarm-Fehlbesiedlung und Leaky Gut

Dass es in einem gesunden Darm sehr lebendig zugeht, wissen wir. Doch wenn Darmbakterien oder Pilze aus dem Gleichgewicht geraten, leidet der ganze Mensch: Verdauungsbeschwerden, Hautprobleme, Infektanfälligkeit bis hin zum Brain Fog - unendlich viele Beschwerden haben hier ihre Ursache.

- Darmdetektiv werden: Wie Candida, SIBO und der "löchrige Darm" zusammenhängen und wie Sie herausfinden, was Sie quält und was Ihnen hilft.
- 7-Tage-Darmkur: mit der erfolgreichen THE BELLY FOODS-Methode die krankhaften Keime aushungern und die Darmgesundheit auf Neustart stellen.
- Darmpflegend Essen: Ballaststoffe, Superfoods, Probiotika, Fermentation und Co. - leckere Powerfood-Rezepte, die Sie stärken.

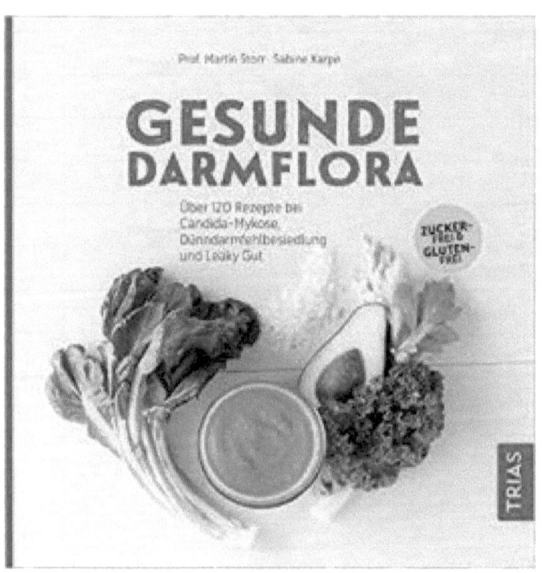

Sofortratgeber Leaky Gut

Der Leaky Gut ist kein Mysterium sondern ein in medizinischen Behandlungsleitlinien charakterisiertes Krankheitsbild. Die Erklärung des Krankheitsbildes Leaky Gut erfolgt aktuell leider hauptsächlich durch die bloggende Laienhand und weniger durch Experten. Prof. Dr. Martin Storr möchte das ändern und greift in seinem aktuellen Sachbuch das Thema Leaky Gut mit einer unaufgeregten, fachlich fundierten Sichtweise auf.

Der Lösungsansatz ist genial. Informieren, Ruhe bewahren und mit wenigen, dafür gezielten Schritten die eigenen Beschwerden dauerhaft unter Kontrolle bekommen.

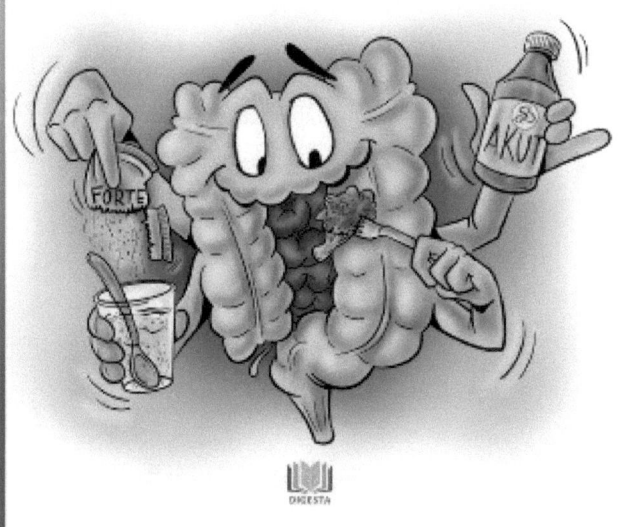

Der Ernährungsratgeber zur
FODMAP-Diät

Prof. Dr. Martin Storr erklärt leicht verständlich und kompetent was genau FODMAPs sind und wie sie wirken. Und er zeigt, wie Sie Ihre Beschwerden effektiv lindern können! Die sogenannten FODMAPs sind Kohlenhydrate und Zuckeralkohole, die von vielen Menschen schlecht verdaut werden können. In der Lebensmittelindustrie werden diese verstärkt eingesetzt, weshalb die Zahl derjenigen, die an Beschwerden leiden, stetig zunimmt. Für den Umgang damit bietet dieser Ratgeber eine Einführung in die FODMAP-Diät mit vielen leckeren Rezeptideen! 2. Auflage.

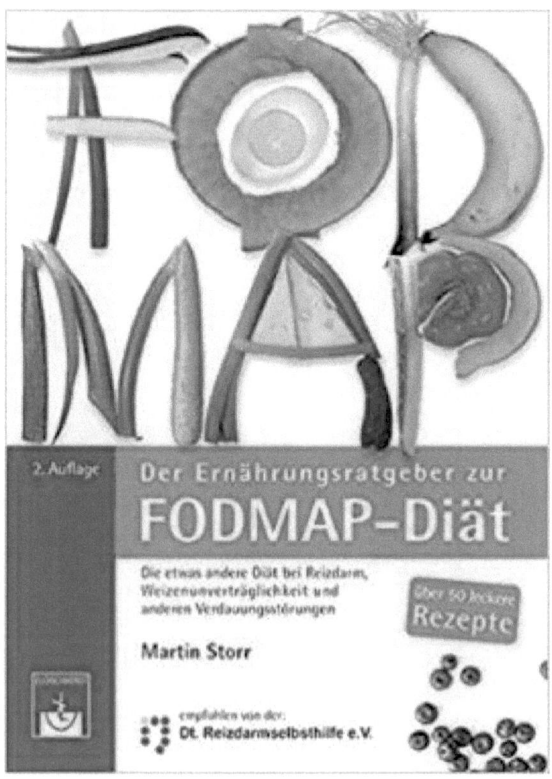